Por: Justo Alejandro López Victorio.

Luz de Sol, luz de Vida

"La luz del sol es el abrazo que cada mañana te da la naturaleza"

LA NATURALEZA COMO FUENTE DE SALUD

Y LAS TECNOLOGÍAS ENFOCADAS VERDADERAMENTE A MEJORAR TU CALIDAD DE VIDA.

Dedicatoria y Agradecimientos

A mi esposa:

Quiero agradecer a Bety Sayeg, mi amada esposa por ser una luz en mi camino, por ser quien ha caminado a mi lado durante más de 27 años y me ha inspirado a seguir adelante cada día, con nuevas metas y superar nuevos retos.

Mis hijos:

Ana Gaby, Fuad Alejandro y Hanne Faride, que han sido mi inspiración, mi motor y mis ganas de ser mejor cada día. Los amo.

Mi madre:

Gracias por tu paciencia y amor, agradezco la educación que me diste, formación de emprendedor y de incitarme siempre a la investigación.

Familiares y amigos.

Gracias a cada uno de ustedes ya que en conjunto han formado lo que soy; con enseñanzas y experiencias, consejos y vivencias, con su inspiración y ejemplo han enriquecido mi existencia, les agradezco ser parte de mi historia y de mi vida.

CONSIDERACIONES DE LECTURA

Mi recomendación es que, al leer este libro, tenga a la mano un marca-textos y adhesivos tipo post-it para señalar los puntos que personalmente le sean más importantes, ya que contiene una gran cantidad de información científica y referencias a investigaciones de laboratorios y universidades. Hay un gran número también de nombres de doctores e investigadores y todos ellos tienen trabajos publicados a los que se hace referencia.

Toda la información aquí contenida es completamente verificable.

ÍNDICE

Página

Introducción

Salud y bienestar 11

Capítulo 1

La luz del sol 21

Capítulo 2

Las contradicciones 33

Capítulo 3

La vitamina D 41

Capítulo 4

TAE 47

Conclusión

La tarea 53

Bibliografía

..... 55

Nota Importante:

La información contenida en este libro, ha sido recopilada de diversas publicaciones derivadas de investigaciones de terceros a efecto de una divulgación general.

En ningún caso sustituye el consejo médico ni debe plantearse como sustitutiva de la opinión y atención médica profesional.

Introducción.

La luz del sol ha sido considerada desde nuestro origen como seres pensantes, en la fuente de vida para todo organismo vivo en la tierra, se veneraba como Dios en más de una civilización antigua, se representa en diversas construcciones de la antigüedad de distintas maneras y se usó como guía para la siembra, caza, tala de árboles etc.

Las grandes catástrofes en la historia también estaban asociadas a la desaparición del sol, aunque sea de manera temporal, miedo a los eclipses por parte de las antiguas civilizaciones etc.

Lo cierto es que ahora sabemos que sin la luz solar, la vida en la tierra sería imposible, si por alguna razón la luz del sol se perdiera, bastarían unos cuantos días para que la vida en el planeta desaparezca. Es entonces de vital importancia la luz del sol, eso nos queda claro.

La ciencia a lo largo de los últimos cientos de años, ha analizado los rayos del sol, ha descubierto que no solo es la luz y calor lo que el sol imprime a la tierra, sino que oculto dentro de la luz blanca, vienen un sinnúmero de rayos y radiaciones adicionales. El estudio de estos rayos ha fascinado a cientos de científicos que han dedicado años de estudio a revelar los secretos que la luz del sol implica.

La luz del sol trae consigo múltiples beneficios al ser humano, sin embargo, también contiene radiaciones a distintas frecuencias que no son del todo buenas para los seres vivos en la tierra, estas radiaciones son filtradas por la atmósfera de la tierra casi en su totalidad, pero ¿qué le implican al ser humano la exposición a estas radiaciones?, ¿se pueden prevenir?, ¿Se ven?, ¿se sienten?, las respuestas a estas preguntas y muchas mas las analizaremos en el presente libro.

La incidencia de los rayos del sol afecta la salud del ser humano, eso es fácil deducir, pues la vida depende de la luz solar, la luz solar está compuesta de radiaciones benéficas y radiaciones dañinas, es entonces lógico pensar que necesitamos de las radiaciones benéficas y evitar las radiaciones dañinas a toda costa.

El estado natural del cuerpo es la salud, precisamente un momento permanente de armonía entre los procesos naturales del cuerpo, que conllevan un correcto funcionamiento de todos los sistemas que lo componen, llevando al individuo a un punto de funcionamiento óptimo.

Esa búsqueda de la salud, nos lleva precisamente a cuestionarnos sobre el entorno en el que vivimos y los elementos a los que estamos expuestos, entre ellos claro está la luz solar,

Los sistemas del cuerpo humano a los que nos referimos son entre otros, los sistemas circulatorio, nervioso, límbico e inmunológico además de múltiples procesos a nivel celular y cognitivo, y que buscamos que su funcionamiento se esté realizando de manera óptima.

En los últimos 100 años, la tecnología y el desarrollo industrial nos han distanciado de las condiciones ideales que nuestro cuerpo necesita para funcionar correctamente y mantenerse sano, la contaminación del medio ambiente no solamente ha contribuido a que la calidad del aire sea terrible, sino que los filtros naturales de la atmósfera que retienen, desvían o aminoran las radiaciones solares, se hayan visto dañados, es decir, esos filtros naturales se han visto mermados en su calidad y cantidad, por tanto permiten el paso a múltiples radiaciones que antes no había y/o en cantidades en las que no generaban ningún daño..

Hoy día, debemos tener cuidado con la exposición a la luz solar que tenemos, la que tiene nuestra familia, niños y adultos mayores, debemos protegernos. Las recomendaciones dicen, "no salga sin gorro o alguna protección", "no se exponga a los rayos solares sin protector solar", "si hace actividades al aire libre, evite las horas cercanas al medio día", y lo pero de las cosas, es que no son exageraciones.

La ciencia ha descubierto una gran cantidad de afecciones en la piel y ojos generada directamente por la exposición solar, así mismo una gran cantidad de procesos en nuestro cuerpo por esta misma exposición.

El aire, luz solar, agua, nutrición y descanso son factores esenciales para la vida, tan sencillos que nadie puede sobrevivir por mucho tiempo si se priva de alguno de ellos aún de manera no intencional como alguna enfermedad, accidente o incluso no tener acceso a ello. Entonces, no podemos privarnos de la luz solar, aunque tenga dentro de su composición rayos que nos lastiman.

Es aquí donde precisamente hace falta que la ciencia y tecnología entre en nuestra ayuda, pues la mayoría de nuestros males se les atribuye al avance tecnológico así como el desarrollo de la ciencia en el {ámbito médico para ayudar a subsanar esos inconvenientes.

Una exhaustiva investigación, me ha llevado a conocer algunas empresas que realmente utilizan la tecnología para lograr un bienestar real y duradero en sus usuarios, algunas especializadas en alguna rama en particular y otras que abarcan verdaderos ambientes de bienestar para el hogar y las familias que los utilizan.

Explicaré lo más claro posible, como es que estas empresas buscan llevar por medio de la tecnología, el bienestar a los hogares, siempre en busca de la salud de sus usuarios, la tecnología que utilizan y la justificación del camino de sus investigaciones.

Solo logran esto, las compañías que incorporan verdadera ciencia e investigación a sus productos, como industria cuentan con un departamento de investigación tecnológica y científicos de alto nivel y reconocimiento mundial trabajando en sus diversas investigaciones, y cuyos descubrimientos están publicados y verificados por otros institutos y laboratorios de investigación en todo el mundo.

Capítulo 1

LA LUZ SOLAR

La luz del sol.

Sabemos la importancia de la luz del sol para que sea posible la vida en la tierra, y la cantidad de organismos que dependen de esa luz para su existencia, incluyendo al hombre por supuesto. Pero no sólo dependemos de la luz solar para que nuestro alimento sea posible, dentro de nuestro cuerpo, hay un sinnúmero de procesos que se llevan a cabo cuando nuestro cerebro reconoce la luz del sol (día), y esos procesos cambian por completo cuando nuestro cerebro percibe la ausencia de esa luz (noche).

Esto se debe a que, durante miles de años de evolución nuestro cerebro se adecuó a despertar con la luz del sol y a descansar o dormir en cuanto el sol se ocultaba.

La tecnología actual, nos invita a quedarnos despiertos muchas horas después de la puesta del sol, la luz artificial se ha vuelto una parte muy importante en el desarrollo de nuestra vida, ya sea viendo televisión, haciendo tareas, cuentas, o los deberes del hogar, pero es una realidad que nuestra sociedad actualmente ya no se va a dormir a la puesta del sol.

La luz que ocupamos en el interior de nuestros hogares tiene una frecuencia de parpadeo tan rápida que aparentemente no percibimos, pero nuestro ojo y nuestro cerebro si lo hacen, y pasan horas ajustando la percepción de la luz a una velocidad aproximada de 60 veces por segundo que resulta muy agotador y desgastante para ambos órganos.

El envejecimiento prematuro del ojo y desgaste de la capacidad del cerebro se hacen notar después de pasados los años de la juventud.

La luz artificial que domina nuestros espacios para habitación o labor, no están diseñados para evitar ese cansancio o desgaste, están diseñados para alumbrar mejor y al más bajo costo (económico por supuesto).

¿Cuál será la respuesta?

Claro está que sería hacer todas nuestras actividades a la luz del sol y al aire libre, pero no siempre es posible, así que la siguiente respuesta más lógica sería llevar la luz del sol al interior de nuestros hogares para seguir con todas nuestras actividades con el beneficio de la luz solar.

¿Cómo se puede hacer esto?

Nuevamente nos encontramos en el mercado una compañía que cuenta entre sus productos con una lámpara con tecnología única y patentada que genera un espectro amplio de luz visible, éste simula la luz del sol sin los rayos nocivos, elimina por completo el parpadeo generado por la alimentación de corriente alterna mediante el uso de **Diodos Emisores de Luz** de alta calidad en lugar de resistencias incandescentes tradicionales para generar la luz.

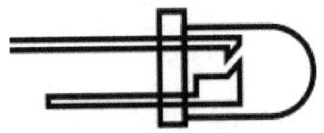

El cerebro al trabajar en presencia de luz como ésta, tiene un desgaste de energía menor porque no tiene que estar ajustando su percepción de luz debido a los ciclos con los que la luz parpadea, los ojos trabajan de manera más relajada y la energía se canaliza a otras cosas, como la concentración y otros procesos cognitivos.

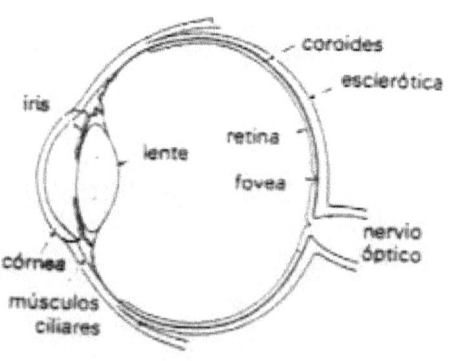

La explicación es muy sencilla, nuestro cerebro evolucionó durante decenas de miles de años al ritmo que marcó el sol al amanecer y al anochecer, los procesos que dirige el cerebro están regulados por la luz solar que recibe para los procesos de día, y por la ausencia de luz para los procesos de la noche.

En los procesos de día, el hombre aprendió a cazar, esconderse, relacionarse, alimentarse, incluso a desarrollar las primeras comunidades.

En los procesos de noche, nuestro cerebro dirige las funciones de reparaciones de órganos, organización de memorias, limpieza general del organismo, crecimiento y reconstitución además de construcción y restitución de interconexiones neuronales.

Hoy en día, y debido al tipo de luces que tenemos, el cerebro no sabe si es de día o de noche, recibe frecuencias de luz combinadas, y mientras una le indica que es hora de descansar, la otra le indica que es hora de trabajar, y por lo tanto los procesos generales del cuerpo están hechos un verdadero caos, jóvenes durmiéndose en clase, adultos que no pueden dormir por la noche, niños con flojera de jugar en un patio y dificultad de concentración a la hora del estudio, etc.

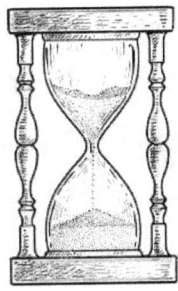

La luz solar es el moderador natural de nuestro reloj biológico, indica al cerebro que funciones se deberán llevar a cabo, ya sea si es hora de descansar o de ambular de día, ya que nuestro cerebro no se rige por un horario convencional como el que manejamos en un reloj, el cerebro entiende de ciclos de acuerdo a la cantidad de luz solar que percibe y en definitiva regular los procesos de nuestro cuerpo es esencial, y uno a uno los podemos ir poniendo en orden, el uso de una lámpara con esta tecnología nos ayuda de distintos modos a mantener nuestra salud visual y mental.

Para las personas que tenemos como costumbre leer, ya sea libros, revistas o periódicos, hacerlo bajo la iluminación de una lámpara adecuada es una experiencia fabulosa, por el tipo de señales que recibe nuestro cerebro, lo pone alerta, estimula la atención y procesos cognitivos importantes, además de evitar el cansancio ocular y mental, comúnmente derivado de una inadecuada iluminación.

A los jóvenes estudiantes, hacer sus labores escolares bajo el umbral de luz con magnífica calidad, les ayuda de manera importante a lograr una mayor concentración en lo que están haciendo, estimula la memoria y el aprendizaje; la comprensión lectora se da en una taza de rendimiento mucho mayor, reduce ansiedad y estrés.

Capítulo 2

LAS CONTRADICCIONES

Nuestras creencias

Definitivamente la luz del sol no es reemplazable, ya que todas las longitudes de onda que emite el sol aún no han podido ser reproducidas de manera artificial, aun así, no todas son benéficas para el hombre, ya que las frecuencias cercanas hacia el ultravioleta son altamente dañinas, por suerte, los rayos ultravioleta no llegan en su totalidad a la superficie terrestre, ya que son eliminados en su mayoría por la capa de ozono que se encuentra en la parte superior de la atmósfera.

Los rayos ultravioleta se encuentran en uno de los extremos del espectro de la luz del sol, fuera del rango visible, pero capaz de generar daños importantes en la piel, algunos de los padecimientos más comunes son el cáncer de piel y el Lupus, pero no sólo cutáneo, sino también sistémico, es decir, afecta a órganos internos como lo son riñones, hígado e incluso sistema nervioso central.

El Lupus no está considerada una enfermedad rara, sino por el contrario se ha vuelto muy común, sobre todo en gente joven a quienes les da de manera más severa que a gente mayor, y todo es por la fotosensibilidad, es decir la exposición a la luz solar, pero no todo el rango lumínico de la luz solar es responsable de este padecimiento, el espectro luminoso responsable es el que corresponde a la luz ultravioleta.

Esto sucede porque el filtro natural que tiene la tierra (la capa de ozono), se ha desgastado y disminuido en su espesor como resultado de los contaminantes emitidos por diversos agentes químicos y combustiones.

El lupus no atendido de manera adecuada puede derivar en otras complicaciones, como son deficiencia renal o comprometer de manera importante el sistema inmunológico, dando entrada a otro tipo de enfermedades.

Ahora bien, dijimos con anterioridad que la luz del sol es muy buena para el cuerpo humano por diversos factores, ya que fuera del rango de luz visible pero ahora del lado contrario al extremos de los rayos ultravioletas se encuentra el rango de los rayos infrarrojos, altamente benéficos para el cuerpo, ya que no solo ayuda a la síntesis de vitamina D, sino que interviene en un sinnúmero de procesos que realiza el cuerpo como desinflamación de tejidos, reestructuración celular, reconstrucción de tejidos musculares y epidermis, fijación de calcio en los huesos etc.

El tiempo de exposición al sol ideal es de 10 minutos al día, ya que exposiciones de más tiempo no resultan en un mejor aprovechamiento, es mucho más benéfico pequeñas exposiciones diarias de manera constante que exposiciones prolongadas en días salteados.

La utilización de fotoprotectores o también llamados protectores solares con un grado mayor a 30 entorpece o anula por completo la síntesis de la vitamina D, por lo tanto, la recomendación es exposiciones breves sin protector solar o protector con grado menor a 30, de preferencia en un horario antes de las 10 de la mañana o después de las 5 de la tarde.

La explicación del horario es muy simple, pues ya sea de mañana o por la tarde, los rayos solares no llegan de manera perpendicular a nosotros, sino los rayos del sol atraviesan una mayor parte de la atmósfera, perdiendo en el trayecto cantidades importantes de los rayos dañinos y por la frecuencia de onda del resto de los rayos, llegan de manera eficiente y suficiente para su aprovechamiento, después de las 10 de la mañana, los rayos del sol, inciden en la tierra de manera más perpendicular, siendo la atmósfera un filtro de menor extensión, por lo que mayor cantidad de rayos dañinos llegan a nosotros.

Capítulo 3

La vitamina D

Su importancia

En nuestra sangre circula un compuesto muy parecido al colesterol, que en presencia de la luz solar se convierte en Vitamina D, esta vitamina se convierte a su forma activa por el hígado y riñones para poder realizar su verdadera función, ya que es un importante factor en el control del calcio en el cuerpo, tanto regular los niveles de calcio en el cuerpo así como la correcta fijación de calcio en los huesos, que una deficiencia en este proceso derivará inevitablemente en raquitismo y osteoporosis. También se sabe hoy día que la vitamina D funciona también como una hormona esteroidea responsable de una parte del proceso de la regulación genética, esto es, que la vitamina D es también quien activa genes buenos y suprime genes malos como los del cáncer.

Por si fuera poco, la Vitamina D funciona como un importante antioxidante, que en conjunto tiene como resultado un efecto benéfico directamente en la salud del individuo.

En la revista "**Cancer research**" se publicó el resultado de una investigación en el área del cáncer de próstata, con respecto a varones observados y su propensión a dicho cáncer, en el que se llegó a la conclusión que, a los hombres expuestos constante mente a la luz del sol presentan 50% menos casos de cáncer de próstata con respecto al grupo de hombres que su exposición al sol es de manera escasa.

Múltiples estudios publicados en esta misma revista, han llegado a conclusiones importantes con respecto a la vitamina D y su clara influencia para la disminución desaparición o limitación en su desarrollo de varios tipos de cáncer.

Los niveles saludables de vitamina D en la mayoría de las personas, se logran tras una exposición al sol de unos cuantos minutos al día, y se mantiene estable con exposiciones diarias, mientras que exposiciones más prolongadas generan excedentes de Vitamina D, que no puede ser almacenada en su totalidad como agente inactivo y termina por ser eliminada del cuerpo.

La vitamina D, almacenada durante los días de sol, normalmente es suficiente para hacer frente a los días en lo que la luz solar no es abundante.

Consideración importante

Dentro del espectro de luz solar, mencionamos que fuera del rango visible nos encontramos con los rayos ultravioleta, y que los filtros solares que nos aplicamos de manera tópica ayudan a eliminarlos, pero aquí es en donde encontramos otra gran contradicción.

Los rayos ultravioleta, de acuerdo con su frecuencia se dividen en 2, los UV-A y UV-B.

Rayos UV-A, son los rayos más dañinos dentro del espectro de luz solar, y los causantes de múltiples tipos de cáncer de piel, entre otras afecciones, y casualmente son precisamente los rayos que los protectores solares no pueden filtrar, así es, los filtros solares comerciales que nos ponemos en la piel no son capaces de eliminar este tipo de rayo tan dañino.

Los rayos UV-B, son los que ayudan a que se sintetice la Vitamina D dentro del cuerpo, pero da la terrible casualidad, que a estos rayos sí los eliminan los protectores solares, en conclusión, el uso de los protectores solares no elimina el daño que nos produce en la piel los rayos ultravioleta dañinos, pero si elimina a los rayos ultravioleta benignos, entorpeciendo la síntesis de la Vitamina D.

Capítulo 4

TAE

¿Qué es TAE y que tiene que ver con la luz solar?

El **T**rastorno **A**fectivo **E**stacional o mejor conocida como depresión invernal es una afección que se presenta aparentemente sin ninguna razón, pero siempre sucede en la época invernal, cuando la luz del sol es menor y la temperatura ambiental disminuye.

Los investigadores que estudian este trastorno, han llegado a la conclusión que la frecuencia de onda de la luz solar afecta la química del cerebro, y cuando la cantidad de luz solar se ve disminuida de manera importante y durante largos periodos de tiempo, el cerebro entra en un proceso químico que el individuo siente como depresión, y es tan real que científicos especializados han diseñado varias maneras de tratarlo, y han llegado a conclusiones muy similares.

La conclusión general ha tomado el nombre de FOTOTERAPIA, y es precisamente el tratamiento del individuo mediante la exposición a la luz de lámparas especializadas con un tipo de frecuencia que simula bastante bien la luz del sol, no solo la del rango visible, sino también una parte del rango invisible, precisamente en donde se encuentran los rayos ultravioleta UV-B y los rayos de infrarrojo lejano, estimulando la química del cerebro y la producción de la Vitamina D y como consecuencia la reducción de forma radical y notable la condición de TAE.

Incorpora a tu vida por lo menos 10 minutos de luz solar, haz una pausa en tus actividades diarias, descubre brazos y piernas y deja que la luz solar te llene de sus bondades por unos minutos todos los días, los beneficios para la salud son enormes y te mantendrá con el ánimo elevado.

Fototerapia

La fototerapia es una opción alternativa, ya que no sustituye por completo al sol, pero ayudará a que su ausencia no incida en tu cuerpo y en tu salud de manera radical.

Mientras te encuentras en un lugar cerrado o sin la luz del sol directa o indirecta, o si tu trabajo es en un ambiente alejado de la luz del sol, ya sea por el requerimiento de las instalaciones o por el horario en el que trabajas, trata de conseguir una lámpara que tenga estas especificaciones, la emisión de luz de una lámpara de alta calidad con éste tipo de Diodos de amplio espectro y sin parpadeo, esto ayudará sin duda a mantener tu ánimo en alto, tus niveles de Vitamina D correctos y disminuir el riesgo de varios tipos de cáncer.

Los estudiantes que pasan horas frente a una pantalla de computadora, frente a una pantalla de videojuegos o se desvelan estudiando para un examen, una entrega importante o una exposición, obtendrán grandes beneficios de llevar a cabo todas estas actividades acompañados de una lámpara de la calidad antes mencionada, ya que les ayudará a tener el cerebro funcionando de manera más eficiente, reflejos en mejores condiciones, aumento de memoria y comprensión al estimularles también los niveles de concentración, para los adultos, es un descanso para la vista, la eliminación del parpadeo y amplio espectro de luz facilitan el trabajo que realiza el ojo y las señales que anda al cerebro, niveles de Vitamina D y disminución de presencia de células cancerosas.

CONCLUSIÓN

Su importancia

En fin, recibir la luz del sol es un asunto de alta prioridad, vital como ya lo hemos visto, necesario para las actividades de la vida cotidiana a la que estamos habituados, el desarrollo de la vida social y tecnológica, y que en definitiva debemos aprender a mesurar o administrar mientras no quede resuelto de manera definitiva los matices negativos y peligrosos que conlleva.

Es entonces una necesidad sber exponernos al sol en las cantidades mínimas para mantener nuestra salud, pero en todos esos casos en los que no lo podemos hacerlo con la frecuencia o duración que sería la ideal, tenemos maneras opcionales de obtenerlo, y así no dejar a la deriva la salud de nuestro cuerpo.

BIBLIOGRAFÍA

Bohinski, Robert C. *"Bioquímica"* México: Editorial Addison-Wesley Iberoamericana

Carlos M. Requejo. *"La casa enferma: energías telúricas y salud."* Editorial: Didaco S.A.

Carlos M. Requejo. *"Estrés de alta tensión: Contaminación electromagnética."* Editorial: Didaco S.A.

K.Piatkin, **Yu.** **Krivoshein.** *"Microbiología"*. Moscú: Editorial Mir.

Fieser y Fieser. *"Química orgánica"*. México: Editorial Grijalbo.

Pérez Salazar Salvador M. *"Introducción a la Química y el ambiente"* México: Publicaciones Cultural.

"El cuerpo Humano". Colección Científica de Time Life.

"La mente". Colección Científica de Time Life.

INVESTIGACIÓN EN INTERNET.

Salud y terapias naturales:

http://www.enbuenasmanos.com/articulos/muestra.asp?art=6

Ciencia y salud.

http://www.dsalud.com/numero102_2.htm

http://www.aguayaire.com/t-26.htm

Psicología.

http://psicologia.laguia2000.com/general/la-enfermedad-mental

http://www.juntadeandalucia.es/averroes/~29701428/salud/mental2.htm

http://www.meddir.net/enfermedades%20mentales.htm

http://es.wikipedia.org/wiki/Enfermedad_mental

Cáncer, toxinas y dioxinas.

http://www.euskalnet.net/alobizirik/dioxinas.htm

http://www.monografias.com/trabajos61/dioxinas/dioxinas.shtml

www.ingramcontent.com/pod-product-compliance
Lightning Source LLC
Chambersburg PA
CBHW070831220526
45466CB00002B/793